AF466747

DES

CONCRÉTIONS

BRONCHIQUES

PAR

LE DOCTEUR L. LEROY

Ancien interne des hôpitaux de Paris

Membre de la Société anatomique

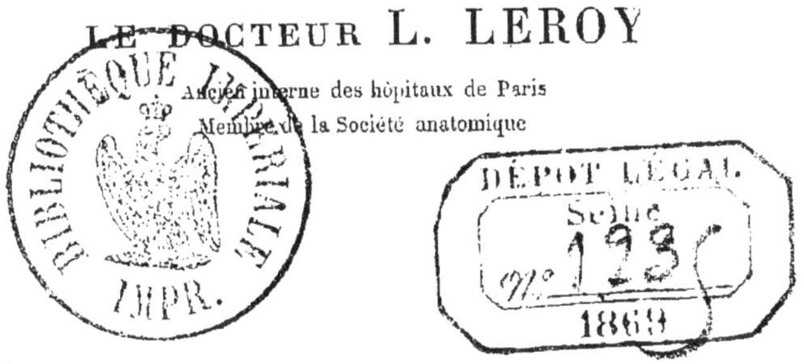

PARIS

A. DELAHAYE, LIBRAIRE-ÉDITEUR

PLACE DE L'ÉCOLE-DE-MÉDECINE, 23

1868

Paris. — Imprimerie de E. Martinet, rue Mignon, 2.

INTRODUCTION

« Le plus ordinairement on appelle *concrétions*, des productions de nouvelle formation organisées ou non et solides, que l'on rencontre dans l'épaisseur des tissus après certaines inflammations chroniques, ou qui se développent, soit dans les articulations, soit dans les conduits et réservoirs des fluides excrémentitiels (1). »

Les tuyaux fibrineux qui tapissent la muqueuse bronchique par suite de l'extension du croup laryngien au reste de l'arbre respiratoire, les bouchons pseudo-membraneux qui obstruent les plus petites bronches (2), et exceptionnellement les grosses bronches dans la pneumonie (3), constituent, d'après la définition de M. Robin, des *concrétions bronchiques*. Mais nous n'étudierons sous ce nom que les productions calcaires, osseuses ou ossiformes que l'on rencontre libres dans la cavité des bron-

(1) Robin, *Dict. de Nysten*, 11e édition, p. 335, article CONCRÉTION.
(2) Niemeyer, *Pathologie interne*, t. 1, p. 162.
(3) Wilks, *The Lancet*, 1855 ; in *Gazette hebdomadaire*, 1855, p. 486.

ches. Ainsi, les cartilages bronchiques pourront s'incruster de calcaire et même s'ossifier; ils ne formeront de véritables concrétions que si, après la destruction de la muqueuse ou de la paroi bronchique, ils tombent dans la cavité de la bronche. De même, les tubercules crétacés que l'on trouve dans les ganglions ou le parenchyme du poumon, comme les ossifications de cet organe (1), pourront à la suite d'un travail ulcératif pénétrer dans l'arbre aérien et devenir des concrétions bronchiques.

Dans une discussion qui suivit la présentation d'un *calcul* bronchique à la Société des hôpitaux, plusieurs médecins donnèrent les caractères distinctifs des calculs et des concrétions. M. Gubler réserve la dénomination de calcul aux concrétions qui présentent des couches concentriques disposées autour d'un noyau (2). Et M. Besnier trouve que la séparation des calculs « et des concrétions n'est pas seulement satisfaisante en théorie, mais qu'elle permet le plus ordinairement de distinguer facilement s'il s'agit d'une concrétion développée dans l'épaisseur du parenchyme pulmonaire, ou d'un calcul formé dans des cavités naturelles ou accidentelles (bronches ou cavernes) ». A cela, on peut répondre que les concrétions se forment aussi bien dans les réservoirs et les cavités que dans les parenchymes (3), et s'il faut chercher un caractère distinctif, le mode de formation seul peut le donner : le calcul se formant par la précipitation d'un ou de plusieurs des sels qui se trouvent dans un liquide sécrété ; la concrétion, par la condensation de tous ou de plusieurs des éléments

(1) Lediberder, *Union médicale*, 1867, p. 57.

(2) *Bulletins et mémoires de la Société médicale des hôpitaux*, 1865.

(3) Les concrétions dans les parenchymes sont souvent des *incrustations*, c'est-à-dire « que les principes passant à l'état solide englobent dans leur masse les éléments anatomiques d'un tissu au lieu de les écarter ». (Robin, *Traité des humeurs*, p. 429.)

solidifiables contenus dans les produits de sécrétion (1). Mais les examens anatomiques ne sont point assez nombreux ni assez complets pour rendre utile la division en calculs, incrustations et concrétions proprement dites, et comme le mot concrétion a une signification plus étendue, nous l'employons de préférence.

Nous ne consacrerons point un chapitre spécial à l'historique des concrétions bronchiques; les recherches que nous avons faites dans les auteurs nous ont donné peu d'observations indiscutables, qui, du reste, trouveront place dans la suite de ce travail. Morgagni analyse les exemples publiés avant lui de calculs trouvés dans le poumon ou rendus par l'expectoration. Il rappelle qu'Arétée, Galien, Alexandre de Tralles et Paul d'Égine ont vu rejeter des graviers par la toux. Fabrice de Hilden cite l'observation d'un phthisique qui en rendit une infinité; Boerhaave dit que Vaillant en rejeta quatre cents tous très-petits. Benivenius a vu un caillou, rendu par la toux, qui approchait de la grosseur d'une aveline, et Contulus trouva dans l'intérieur d'un poumon une concrétion du volume d'un œuf de poule (2). Lieutaud (3), puis Portal (4), réunissent quelques courtes observations empruntées aux auteurs qui les ont précédés et surtout à Morgagni. De ces calculs si nombreux et parfois si volumineux devait sortir la *phthisie calculeuse*, admise par tous les auteurs du XVIIe (5) et du XVIIIe siècle, et que Bayle

(1) Cruveilhier, *Anatomie path. générale*, t. II, p. 159.
(2) Morgagni, *De sedibus et causis*. Lettre XVe.
(3) Lieutaud, *Historia anat. med.* Paris, 1767.
(4) Portal, *Observations sur la nature et le traitement de la phthisie ulmonaire*, 1792.
(5) Morton, *Opera medica*. Genève, 1727, p. 101. *De phthisi a calunsl cpiulmonibus generatis*, etc.

remit en honneur en 1810 par la publication de son livre sur la phthisie. Cependant, les observations modernes deviennent plus complètes, mais aussi plus rares; bientôt on ne croit plus à la phthisie calculeuse, et c'est en vain que Forget (1) veut la réhabiliter.

(1) Forget (de Strasbourg), *Union médicale*, 1854, p. 497 : *Sur la phthisie calculeuse primitive.*

DES

CONCRÉTIONS

BRONCHIQUES

CHAPITRE PREMIER

ANATOMIE ET PHYSIOLOGIE PATHOLOGIQUES.

Avant d'étudier les caractères physiques et chimiques des concrétions bronchiques, nous allons rechercher leur origine et leur mode de formation. On peut les considérer comme nées en dehors des bronches, dans les parois bronchiques ou dans la cavité même de la bronche. Cette division nous permettra de dire les conditions anatomiques qui préparent les concrétions ; il faut avouer cependant que certains calculs seront difficilement classés à cause des renseignements insuffisants qui ont été donnés lors de leur présentation aux sociétés de médecine.

1° *Concrétions formées en dehors des bronches.*

A. — Les auteurs anciens croyaient que les masses calcaires que l'on rencontre dans le parenchyme du poumon étaient dues à l'inspiration de poussières dans certaines professions. Laennec pense qu'elles se développent à la suite d'une affection tuberculeuse guérie et qu'elles sont le produit d'un effort de la nature qui, cherchant à cicatriser les excavations pulmonaires, a déposé avec trop d'exubérance le phosphate calcaire (1). Enfin Broussais, le premier, a considéré ces concrétions comme une dégénérescence du tubercule (2).

Sur 100 vieillards pris sans aucun choix, Rogée a rencontré 51 fois des concrétions siégeant surtout au sommet de l'organe (3); Rilliet et Barthez, sur 265 enfants tuberculeux, en ont trouvé 21 fois (4). Il peut se développer autour d'une masse calcifiée une pneumonie tuberculeuse qui laisse la concrétion isolée au milieu d'une caverne communiquant avec les bronches. En effet, la caverne tuberculeuse est toujours en communication avec les bronches, car elle n'est au début que l'agrandissement des *infundibula* par la destruction des cloisons; ou bien la gangrène moléculaire comprend une étendue plus grande de tissu en pneumonie caséeuse, et les bronches sont segmentées à la limite de la partie ramollie (5). C'est ainsi que des tuyaux bronchiques souvent considérables viennent s'ouvrir dans les cavernes.

M. Andral se demande si les concrétions ne pourraient point se former dans les cavernes (6). Il nous semble aussi rationnel d'admettre le mode de formation que nous avons indiqué; il est possible, cependant, qu'une concrétion se forme dans une caverne se vidant difficilement à cause du petit calibre des bronches qui s'y terminent.

(1) Laennec, *Auscultation*, t. II, p. 310.
(2) Louis, *Dict.* en 30 vol., article PHTHISIE.
(3) Rogée, *Curabilité de la phthisie pulmonaire* (*Archives de médecine*, 1839).
(4) Rilliet et Barthez, *Malad. des enfants*, t. III, p. 670.
(5) Hérard et Cornil, *Phthisie pulmonaire*, p. 161.
(6) Andral, *Anat. pathol.*, t. II, 2e partie, p. 542.

Tous les auteurs parlent de ce genre de concrétions bronchiques, mais les observations publiées sont très-rares. Nous empruntons celle qui va suivre aux *Bulletins de la Société de biologie*.

OBSERVATION I (1).

Autopsie d'un homme de quarante-cinq ans, ayant eu plusieurs hémoptysies. Les deux poumons, surtout le droit, renfermaient à leur partie supérieure de nombreuses excavations. Dans l'une de ces cavités, pouvant loger un œuf de pigeon, on trouva une concrétion blanchâtre, d'une dureté pierreuse, du volume d'une petite noisette, libre au milieu de l'excavation. Sa structure était poreuse. Dans les cavités voisines, petits calculs analogues.

Le fait suivant est rapporté par M. Andral.

OBSERVATION II (2).

Chez une femme de cinquante ans, en examinant le poumon droit, on voyait une large bronche venant presque directement de la principale division bronchique, s'ouvrir dans une petite cavité logée dans le lobe supérieur. Cette cavité à parois minces, transparentes, d'une texture à peu près analogue à celle des parois bronchiques, était occupée par une concrétion cartilagineuse, hérissée d'aspérités, libre dans cette cavité. Cette masse de cartilage avait été d'abord vraisemblablement unie au parenchyme pulmonaire, duquel elle s'était ensuite séparée. Dans le poumon gauche, petites masses cartilagineuses qui n'avaient avec les bronches aucune connexion apparente.

Pour l'auteur de l'observation, cavité et cartilages sont un mode de guérison des tubercules par oblitération ou

(1) Ball et Vée, *Bulletins de la Société de biologie*, août 1858.
(2) Andral, *Clinique médicale*, t. IV, p. 375.

diminution des cavernes : la masse cartilagineuse envahit la caverne. Pour nous, tout en n'affirmant point la nature de ces masses dites cartilagineuses, comme l'une d'elles était *hérissée d'aspérités*, nous pourrions croire à une calcification plus ou moins complète de tubercules ou du parenchyme entourant la caverne.

B. — Les ganglions lymphatiques du poumon ont des rapports intimes avec les grosses bronches. Ils déforment le calibre du conduit aérien lorsqu'ils s'hypertrophient; quand ils s'enflamment, ils adhèrent facilement à la paroi bronchique et peuvent la perforer. MM. Rilliet et Barthez ont pu suivre sur des pièces anatomiques les différentes phases de la perforation (1). L'adhérence entre le ganglion et la bronche a lieu d'abord par un tissu cellulaire assez lâche qui se resserre peu à peu; et alors, ou bien le ganglion tuberculeux se ramollit et le kyste ganglionnaire se vide dans le canal bronchique; ou bien la perforation est due à une résorption interstitielle déterminée par la pression longtemps continuée; c'est ainsi que ces auteurs ont vu le fond de la perforation occupé par un tubercule cru. Deux faits sont relatifs au sujet qui nous occupe :

« Dans un cas, la muqueuse bronchique était perforée par un petit ganglion crétacé.

» Un ganglion situé immédiatement derrière la bifurcation de la bronche droite a le volume d'un petit pois et contient deux tubercules entièrement crétacés gros comme deux grains de millet; à leur niveau, le cartilage est érodé et la muqueuse ulcérée dans une étendue plus petite que le cartilage (2). »

Un calcul contenu dans un abcès ganglionnaire pourrait

(1) Rilliet et Barthez, *Maladies des enfants*, t. III, p. 611.
(2) Rilliet et Barthez, *Maladies des enfants*, t. III, p. 612.

tomber dans les bronches par le même mécanisme : *Circa divisionem tracheæ primam vomicæ adhærenti parti ejus posticæ includebatur calculus acutus et asper, pisi magnitudine...* (1).

Il est donc rationnel d'admettre les concrétions venant des ganglions bronchiques, d'autant plus que M. Barth, après de nombreuses autopsies, est arrivé à cette conclusion : le plus ordinairement les concrétions des voies respiratoires proviennent d'une transformation crétacée des ganglions bronchiques (2). Mais nous n'avons point rencontré dans les recueils de médecine une autopsie démonstrative. Le fait de M. Cazeaux, dont il fut question à la Société des hôpitaux, ne peut être invoqué; le voici, en effet, tel qu'il est rapporté dans les *Bulletins de la Société anatomique.*

M. Cazeaux présente les poumons d'une fille de dix-huit ans qui a succombé en quelques heures à une hémoptysie. Les coupes faites dans la substance du poumon offrent à leur surface un aspect tigré. La substance des deux poumons était dans le même état, seulement les épanchements sanguins étaient plus abondants et plus nombreux du côté droit que du côté gauche. Il existait chez cette fille des concrétions pierreuses assez considérables à l'origine de la bronche droite et derrière la trachée (3).

Il est impossible de tracer une description complète des concrétions tuberculeuses trouvées dans les bronches, avec le petit nombre de cas publiés ; on a vu que leur volume variait et pouvait atteindre celui d'une noisette; leur forme est arrondie ou irrégulière; leur structure est poreuse; leur consistance est variable : les uns se laissant facilement écraser sous le doigt, d'autres ayant la dureté

(1) *Acad. cur. nat.*, Centurie IX, obs. 15, par Laubius.
(2) *Bull. Soc. des hôpit.*
(3) *Bull. Soc. anat.*, t. IX, 1834, p. 92.

de la pierre. Leur couleur est d'un blanc de craie ou d'un jaune sale. L'examen microscopique de ces concrétions préalablement traitées par l'acide chlorhydrique montrerait un résidu granuleux sans structure distincte, comme cela a lieu pour les tubercules calcifiés.

L'analyse chimique a été faite par plusieurs auteurs; **MM.** Ball et Vée ont obtenu les chiffres suivants par l'examen de la concrétion dont nous avons parlé à l'observation I :

Eau	0,015
Matières grasses / Cholestérine	0,038
Matières organiques insolubles dans l'éther	0,052
Sulfate de soude / Chlorure de sodium	traces
Phosphate de soude	0,003
— de magnésie	0,005
— de chaux	0,385
Carbonate de chaux	0,031
Poids total	0,529

Analyse de quelques concrétions pulmonaires expectorées par un tuberculeux (L'héritier, *Chimie pathologique*, 1842) (1).

Phosphate de chaux	0,449
Carbonate de chaux	0,324
— de magnésie	0,115
Matières organiques	0,112
Oxyde de fer	traces.

Analyse de quatre calculs pulmonaires du poids de 3 *grammes*, remis au professeur Sgarzi par le professeur Mondini (2).

Phosphate de chaux		1,56
Carbonate de chaux		0,39
— de magnésie		0,06
Matière animale, 0,84	grasse	0,06
	cholestérine	0,66
	mucus	0,09
	albumine?	0,03
Oxyde de fer		0,09
Silice		0,03
Perte		0,03
		3 grammes.

(1) Ball et Vée, *Bulletins de la Société de biologie*, 1858.

(2) *Gazette médicale*, 1834, p. 410. Extrait d'un mémoire lu à l'Académie de Bologne.

La composition de ces concrétions est donc la même que celle du tubercule, seulement la matière organique s'y trouve en plus petite quantité.

C. — L'ossification morbide a été rencontrée dans le poumon comme dans la plupart des organes, et il y a longtemps qu'on a vu dans cette altération une conséquence de l'inflammation chronique, et non un résultat de la sénilité (1). Luschka trouve à l'autopsie d'un homme de cinquante ans des points d'ossification dans le tissu pulmonaire; pour lui, c'est la métamorphose d'un exsudat de pneumonie chronique. Le malade était mort de maladie de Bright, et l'observation ne dit point qu'il avait eu des inflammations pulmonaires (2). Rokitansky, à l'occasion d'un fait publié par Nusser, attribue au contraire à la présence de deux ostéides plusieurs pneumonies qui avaient tourmenté le malade : l'opinion contraire paraît plus admissible (3). Foerster a publié dans les *Archives de Virchow* un examen d'os du poumon ; il a montré qu'il ne s'agissait point de l'ossification des vaisseaux ni des bronches, mais bien du tissu même du poumon (4). Nous ne parlerons point de la métastase calcaire de Virchow qui n'a aucun rapport avec notre sujet, et qui pourrait trouver de nombreux contradicteurs (5). De même, nous croyons qu'il suffit de citer les enchondromes du poumon; une observation de Foerster très-écourtée, dans laquelle il est dit que les enchondromes siégeaient exclusivement dans le poumon sous forme de petits points cartilagineux, pourrait être discutée (6).

(1) Rayer, *Ossification morbide comme terminaison des phlegmasies* (*Arch. de méd.*, 1823, t. I, p. 332).
(2) Luschka, *Virchow's Archiv*, 1856, vol. X, p. 500.
(3) *Wiener Med. Wochens.*, 1855, p. 442. Extrait dans *Gaz. hebd.*, t. II, p. 759.
(4) Foerster, *Virchow's Archiv*, 1858, vol. XIII, p. 105.
(5) Foerster, *Handbuch der pathol. Anat.*, 1862.
(6) Foerster, *Virchow's Archiv*, 1858.

Dans les cas que nous venons de rappeler, on a noté l'absence de tubercules; Rullier a publié dans les *Archives* un exemple remarquable d'ossification pulmonaire chez une femme de soixante-sept ans, morte de phthisie pulmonaire; les parois d'une caverne étaient en partie formées par un os d'un pouce et demi d'étendue, traversé par les ramifications bronchiques saines et les vaisseaux qui venaient s'ouvrir dans la caverne. Il avait toutes les qualités apparentes et la structure de l'os ordinaire (1). Une pneumonie interstitielle l'avait probablement précédé, comme cela a eu lieu dans un cas analogue, également chez un phthisique, publié par M. Lediberder et examiné par M. Ranvier (2). On voit par là que de la structure osseuse d'une concrétion expectorée, on ne sera pas en droit de conclure à la non-existence de tubercules dans le poumon. Mais aussi on comprendra la possibilité du passage de ces ostéides dans l'intérieur des cavernes ou des bronches : l'os agissant comme corps étranger pour provoquer la fonte purulente du tissu pulmonaire voisin, ou bien la fonte de tubercules laissant l'os isolé au milieu d'une caverne. Dalmas dit en avoir vu qui, ayant usé les parois bronchiques, faisaient saillie dans leur intérieur; mais il aurait dû montrer qu'il ne confondait pas les ostéides avec les ganglions crétacés.

L'observation suivante publiée par cet auteur serait un exemple de concrétion osseuse formée dans le parenchyme pulmonaire et passée ensuite dans les bronches.

Observation III. — *Concrétion calculeuse arrêtée dans les bronches; symptômes de phthisie; abcès du poumon; fistule pulmonaire; pleurésie suraiguë; mort* (3).

La nommée Marguerite M..., garde-malade, âgée de quarante

(1) Rullier, *Archives de médecine*, t. V, p. 271.
(2) *Union médicale*, 1867, p. 58.
(3) Dalmas, *Journal hebd. de médecine*, 1829, n° 29.

trois ans, fut admise, le 25 décembre 1828, à l'hôpital de la Charité, n° 8, salle Sainte-Madeleine.

Depuis plusieurs mois, elle était affectée de dysenterie, et c'est pour cette maladie qu'elle était entrée à l'hôpital. Dans les premiers jours de janvier elle allait mieux de sa dysenterie, cependant elle ne se rétablissait pas; elle était tourmentée par des quintes de toux revenant surtout la nuit, et qui, la surprenant au moment où elle était le mieux, se prolongeaient pendant quinze à vingt minutes; ces quintes n'amenaient qu'avec peine quelques crachats séreux, bien que d'ordinaire il y eût une expectoration muqueuse assez abondante; enfin la maigreur augmentait. La nuit, il survenait des sueurs tantôt partielles, tantôt générales; le pouls avait conservé une fréquence habituelle presque fébrile; par moment la malade ressentait de fortes palpitations dans la région du cœur. D'après ces symptômes, on était fondé à croire à l'existence de tubercules pulmonaires. Cependant la percussion et l'auscultation ne donnaient aucun signe positif; la respiration s'entendait aussi bien au sommet qu'à la base, et le son était partout aussi clair que chez les personnes les mieux portantes.

L'usage des boissons calmantes et opiacées fut continué sans amélioration. Le 9 février et le 8 mars, les règles paraissent, ce qui autorise à émettre des doutes sur la réalité d'une affection tuberculeuse. Le 9 mars, en revenant de la chapelle où elle dit avoir pris froid, la malade se plaint d'un point de côté à gauche, et d'une douleur vive en respirant. Le 10, point de côté très-vif à gauche; plaintes continuelles, respiration courte et fréquente, fièvre, absence du bruit respiratoire; la voix de la malade est si faible qu'on ne distingue point d'égophonie. La faiblesse et l'anxiété interdisent toute exploration fatigante. M. Chomel annonce une perforation du parenchyme pulmonaire et une pleurésie suraiguë. Saignée, dix onces; sangsues sur le côté gauche; violette édulcorée; diète. Le lendemain, même état; le pouls est d'une fréquence extrême, la toux s'est humectée, les crachats sont épais et visqueux, mais exempts de stries sanguines. Saignée de huit onces, vésicatoire sur le côté gauche. Le 12 mars, faiblesse extrême, la malade se plaint beaucoup; le pouls a sensiblement faibli. Potion calmante. Le 13, pouls misérable, sueurs froides ; mort à six heures du soir.

Autopsie soixante heures après la mort.

Le côté gauche de la poitrine a la couleur verdâtre de la paroi abdominale antérieure, il rend à la percussion un son clair. Une ponction ayant été pratiquée entre la troisième et la quatrième côte, à la partie antérieure de la poitrine sur un point où l'on maintenait avec les mains une quantité suffisante d'eau, on voit plusieurs grosses bulles d'air s'échapper et, après elles, quelques gouttes d'un liquide purulent ; la poitrine étant largement ouverte, on trouva la plèvre gauche tapissée de fausses membranes et sa cavité au quart remplie par de la sérosité purulente et fétide, dont il s'était écoulé quelques gouttes par la ponction; le poumon était flasque, réduit au quart de son volume ordinaire ; vers la partie antérieure de sa base, en examinant attentivement les fausses membranes, on aperçut une déchirure de la plèvre et sous celle-ci une perforation, une ulcération du tissu pulmonaire qui aboutissait au centre d'une masse ramollie et infiltrée de pus du volume d'un œuf. L'insufflation pratiquée fit sortir par les ouvertures fistuleuses de la base du poumon plusieurs bulles d'air, de sorte que probablement il y avait eu pendant la vie communication entre la plèvre et les bronches; le poumon fut détaché et disséqué avec soin.

Dans le lobe supérieur et la moitié du lobe inférieur, les bronches étaient dans leur état ordinaire, et il n'existait aucun tubercule. Plus bas, la bronche qui se porte vers la partie antérieure du lobe inférieur, était obstruée par une concrétion osseuse, du volume d'une petite noisette, irrégulière dans sa forme, inégale à sa surface, hérissée d'une multitude de rugosités, engrénées pour la plupart avec assez de solidité dans cet endroit du conduit aérien. Cependant il n'y avait pas obstruction complète, l'air passait, mais un liquide épais, du pus par exemple, n'aurait pu le faire. Ayant détaché cette concrétion calculeuse, je continuai l'examen des bronches : à partir de ce point elles s'élargissaient considérablement, prenaient une teinte brune et se perdaient dans la masse de pus dont j'ai parlé. Quant au calcul, je voulus voir si je retrouverais au voisinage de l'endroit où il s'était arrêté quelques traces de cavité où il aurait séjourné ; mais ce fut en pure perte, pas d'ulcération conduisant à une cavité, pas de cicatrice indice d'une ancienne cavité oblitérée.

L'autre poumon était sain, sans tubercules ni concrétions.

D'après Dalmas, la concrétion formée dans le tissu pulmonaire a déterminé par sa présence une irritation annoncée par les symptômes de phthisie; elle a ensuite perforé un conduit bronchique qui s'est dilaté au-dessous de l'obstacle, puis ulcéré; et l'abcès consécutif s'est ouvert dans la plèvre.

L'examen de la concrétion laisse beaucoup à désirer, et si nous partageons l'avis de Dalmas, c'est qu'il y a beaucoup de probabilités en sa faveur. Un tubercule crétacé ne siége point à la base d'un poumon : très-rarement il existe sans qu'il y ait des tubercules dans le reste de l'organe; s'il vient d'un ganglion bronchique, les autres ganglions présentent une altération analogue qui n'est pas notée ici; enfin, l'auteur n'aurait point oublié de rappeler la ressemblance avec les tubercules crétacés du poumon. Un calcul formé dans l'intérieur des bronches est généralement uni; il n'a point ces rugosités dont il est parlé dans l'observation; sa structure apparente n'a rien qui rappelle le tissu osseux. Nous sommes conduits par exclusion à une concrétion osseuse, mais nous regrettons que le diagnostic ne puisse pas s'appuyer sur un examen histologique complet.

En 1854, M. Forget (de Strasbourg) présentait à l'Académie de médecine un mémoire sur la *phthisie calculeuse primitive* (non tuberculeuse et indépendante des poussières minérales) (1). Après avoir relaté les trois obser-

(1) *Union médicale*, 1854, p. 497.

vations qui forment la base de ce travail, nous rechercherons l'origine des concrétions expectorées ; nous verrons si elles doivent être classées dans les concrétions de nature osseuse.

Observation IV. — *Symptômes de phthisie au deuxième degré ; expectoration de deux petits calculs pulmonaires ; guérison confirmée.*

Je fus consulté il y a huit ans par un confrère, âgé de trente ans, né de parents sains, de constitution forte, mais de taille élancée, de tempérament lymphatique et nerveux, ayant une pratique laborieuse à la campagne et suivant un régime assez peu régulier. Il était peu sujet à s'enrhumer lorsqu'il fut pris de toux opiniâtre, accompagnée, à plusieurs reprises, d'hémoptysies plus ou moins abondantes, et suivie d'amaigrissement, d'affaiblissement progressif, qui lui donnèrent de graves inquiétudes. Il souffrait depuis plusieurs mois, lorsqu'il vint réclamer mes conseils. Je constatai la plupart des signes locaux et généraux d'une véritable phthisie pulmonaire: submatité, râles muqueux sous la clavicule droite, fièvre hectique, etc. Je lui conseillai le repos, un régime doux, de légères doses de sel de morphine le soir, et l'usage de l'huile de foie de morue.

Il suivit ces prescriptions, et le mal n'en allait pas moins en s'aggravant de manière à faire prévoir une terminaison fatale assez prochaine ; lorsqu'un jour il m'envoya, dans une lettre, deux petites concrétions qu'il venait d'expectorer : c étaient deux ostéides présentant assez bien la forme et le volume de deux osselets de l'ouïe : le marteau et l'enclume, de consistance éburnée.

J'avais maintes fois rencontré sur le cadavre, et même dans les crachats des phthisiques, de ces concrétions plus ou moins solides, crétacées, qui ne sont qu'une forme, un degré de consistance des tubercules ; et bien que celles que j'avais sous les yeux différassent de conformation et de structure avec ce qu'on observe ordinairement, j'inclinai à penser que ces petits calculs faisaient partie d'un farcissement de tubercules à divers degrés, dont les autres continueraient de faire leur évolution ; et tout en félicitant mon malade, afin de soutenir son courage, je lui recommandai de persister dans le régime prescrit.

Cependant à partir de ce moment, la toux diminua, l'expectoration disparut graduellement, l'embonpoint et les forces reparurent ; si bien que la santé se rétablit avec promptitude et si complétement, si solidement, qu'aujourd'hui, sept ans après la guérison, notre confrère est un homme robuste, à forte poitrine, supportant impunément les fatigues et les excès ; bref, ne présentant plus aucun vestige d'affection pulmonaire.

Les ostéides expectorés existaient isolés dans le tissu pulmonaire sain, du reste ; ils avaient agi comme corps étrangers, de manière à fomenter une broncho-pneumonie chronique simulant la phthisie tuberculeuse ; c'était une phthisie calculeuse primitive simple.

OBSERVATION V. — *Symptômes de phthisie au deuxième degré ; expectoration d'un calcul pulmonaire ; soulagement.*

En juin 1843, se trouvait à ma clinique une femme de vingt-huit ans, servante, de forte constitution, sanguine lymphatique, toussant depuis longtemps, et qui présentait les signes de la tuberculisation au deuxième degré : résonnance obscure à la percussion sous la clavicule droite, craquement humide à l'auscultation ; crachats floconneux, dyspnée, mouvement fébrile le soir, amaigrissement, etc. Un matin, elle me fit voir une *pierre* qu'elle avait expectorée pendant la nuit. C'était un ostéide irrégulièrement arrondi, anfractueux, du volume d'un pois, compacte et dur comme la portion pierreuse du temporal.

Depuis lors l'état de la malade s'est graduellement et notablement amélioré ; la fièvre a cessé, la toux est devenue moins vive, les crachats ont pris l'aspect muqueux, et le râle sous-claviculaire a disparu. Cependant elle n'était pas complétement guérie lorsque, satisfaite de son état, elle a voulu sortir de l'hôpital, trois semaines environ après l'expulsion du calcul pulmonaire. Nous l'avons perdue de vue.

Ce cas est moins concluant que le précédent, mais le calcul est semblable aux deux premiers expectorés, et à celui de l'observation qui va suivre.

Observation VI. — *Variole confluente; mort. Ostéide solitaire dans l'épaisseur du lobe supérieur du poumon droit.*

Dans les premiers jours de juillet 1854, entre à la Clinique une jeune fille de vingt-deux ans, couturière, brune, bien constituée, n'accusant qu'un point douloureux au côté droit. L'examen du thorax fait constater une simple pleurodynie; quelques jours après, sans s'être exposée à la contagion, elle est prise d'une variole confluente qui parcourt assez bien ses périodes jusqu'à celle de dessiccation commençante, époque où surviennent des symptômes ataxo-adynamiques suivis de mort.

Autopsie. Dans les poumons, engouement hypostatique en arrière et en bas; pas de tubercules. En manipulant le lobe supérieur du poumon droit, nous percevons sous les doigts, au centre même du lobe, une dureté, une tumeur, ou plutôt un globule solide; ce corps, détaché au moyen du scalpel, se détache par une sorte d'énucléation, bien qu'il paraisse immédiatement enveloppé par le tissu pulmonaire à l'état sain, c'est-à-dire rosé, spongieux et mou. Nous reconnaissons un ostéide semblable, quant à la forme et à la structure, à celui de l'observation II. Volume d'un pois, irrégulièrement arrondi, rugueux, consistance pétreuse. Moins blanc que le premier, mais un peu plus gros, il pèse 20 centigrammes; l'autre n'en pèse que 15. On ne trouve ni autres concrétions ni tubercules.

Conclusion. — La phthisie calculeuse primitive existe comme maladie spéciale distincte de la phthisie tuberculeuse.

L'organisation de ces calculs doit se rapprocher de celle des ossifications accidentelles.

M. Forget fait lui-même la comparaison entre les claculs qu'il a rencontrés chez ces trois malades et les concrétions que l'on observe chez les tuberculeux; ils diffèrent de conformation et de structure, ils ne peuvent être réduits en poudre calcaire (1). Mais comment les distinguer des calculs formés dans le calibre des bronches? Dans la première observation, la forme des ostéides, comparée à celle de l'enclume et du marteau, s'appliquerait mieux à des concrétions nées dans les bronches dont elles auraient pris la forme rameuse; mais, dans ce cas, il n'est point ordinaire de noter la consistance éburnée. Le calcul de l'observation V est anfractueux, dur comme la portion pierreuse du temporal; celui de l'observation VI a une conformation semblable. Dans les trois cas, il paraît donc y avoir une grande analogie de structure, et comme le dernier était situé au milieu du tissu pulmonaire sain, mou et rosé, et non dans une bronche, on peut admettre la formation dans le parenchyme et la structure osseuse.

Les concrétions osseuses des bronches ont une forme irrégulière, hérissée de saillies, qu'elles empruntent à leur développement au milieu du tissu conjonctif du poumon. Elles sont dures comme l'os normal; leur volume peut atteindre celui d'une petite noisette. L'analyse chimique a un rôle secondaire; l'examen histologique permet d'affirmer la nature des concrétions, en révélant la présence des ostéoplastes et des canaux de Havers. Nous regrettons que cette recherche ait fait défaut dans les observations de Forget et de Dalmas; le microscope seul pouvait démontrer avec certitude l'existence du tissu osseux.

(1) *Gazette méd. de Strasb.*, 1855, p. 18.

2° *Concrétions formées dans les parois des bronches.*

Les cartilages des bronches ossifiés ou cariés peuvent se détacher de la paroi et former des concrétions libres. Après avoir donné quelques exemples d'hypertrophie et d'ossification des cartilages bronchiques, nous montrerons la possibilité de leur chute dans la cavité de la bronche, en invoquant le témoignage des auteurs; nous terminerons ce chapitre par une observation qui démontre l'existence des concrétions dues aux cartilages plus ou moins altérés des bronches.

L'hypertrophie des cerceaux cartilagineux peut être le résultat d'une inflammation de longue durée. M. Gintrac en rapporte un exemple observé chez un enfant qui avait souffert de la poitrine pendant plusieurs années (1). Cet épaississement a été également noté par Lebert chez un phthisique (2). Enfin, Andral a vu une petite bronche presque complétement obstruée par un cartilage hypertrophié (3).

D'autres fois, l'inflammation prolongée a pour résultat l'ossification des cartilages; le séjour de la canule à trachéotomie chez les chevaux peut donner lieu au bout de quelques mois à des formations osseuses (4). M. Farge a fait la même remarque chez deux adultes, après un séjour de trois à quatre mois de la canule dans la trachée; et, dans l'un des cas, les os formés se sont ensuite nécrosés (5). M. Cruveilhier a présenté à la Société anatomique une ossification bronchique recueillie sur un individu de

(1) *Journal de médecine de Bordeaux*, 1844, p. 341.
(2) Lebert, *Maladies scrof. et tuberc.*, p. 667.
(3) Andral, *Clinique méd.*, t. III, p. 195.
(4) Bouley, *Gazette hebdom.*, 1862, p. 331.
(5) Farge, *Id.*, p. 641.

soixante-quatre ans, atteint depuis dix ans d'un catarrhe pulmonaire chronique (1). Andral a vu une lésion semblable sur un vieillard de quatre-vingts ans (2). Les auteurs allemands, Rokitansky (3), Foerster (4), admettent aussi la possibilité de l'ossification des cartilages bronchiques à la suite des phlegmasies. Mais il est surtout intéressant de rechercher l'état des cartilages dans les dilatations bronchiques. Ordinairement ils sont peu apparents, mais on a cru trop facilement à leur disparition. Schrader a vu les bronches élargies présenter des anneaux et des plaques ossifiées (5). Dans une note ajoutée au livre de Laennec, Andral affirme que chez un sujet, les bronches d'un ordre inférieur dilatées possédaient des cartilages aussi manifestes que ceux de la bifurcation de la trachée (6). Dans une autre observation empruntée à Cayol, les bronches, vers l'endroit où elles cessent en apparence d'être cartilagineuses, se dilataient et les parois présentaient des points osseux et cartilagineux (7). Laennec lui-même (8), puis M. Barth (9) ont observé l'hypertrophie des cartilages dans les dilatations bronchiques.

En résumé, les cerceaux cartilagineux des bronches, sous l'influence d'une inflammation de longue durée, peuvent s'hypertrophier, s'ossifier, dans les dilatations bronchiques, comme dans les bronches non dilatées. Cette conclusion trouvera son application immédiate dans l'observation que nous publions plus loin.

La chute des cartilages ossifiés ou cariés dans la ca-

(1) *Bulletins de la Société anatomique*, 1857, p. 32.
(2) Laennec, *Auscultation*, t. II, p. 305, note d'Andral.
(3) *Lehrbüch der path. Anat.*, vol. III, p. 80.
(4) *Handbuch der path. Anat.*, 1re liv., p. 293.
(5) *Deutsche Klinik*, 1854, vol. VI, p. 203.
(6) *Traité de l'auscult.*, 4e édit., t. I, p. 261.
(7) *Id.*, p. 266.
(8) *Id.*, p. 322.
(9) *Bull. de la Soc. méd. d'observ.*, t. III, p. 499.

vité bronchique était admise par Forestus (1550), par Bontius (1600) ; ce dernier trouva, dans une bronche, chez un phthisique, plusieurs fragments de cartilages (1). Portal ayant vu les cartilages ossifiés mis à nu par l'ulcération de la muqueuse, en conclut que les phthisiques peuvent rendre des portions osseuses provenant des ramifications bronchiques (2). Les auteurs du *Compendium* ne repoussent point cette opinion (3). Les cartilages peuvent se nécroser sans ossification préalable (4) quand ils sont isolés par la destruction de la muqueuse. Andral a rencontré sur un tuberculeux des fragments de cartilages qui, semblables à des arêtes, se détachaient de la paroi du conduit aérien (5). « Ces fragments, dit-il, peuvent se dé- » tacher, devenir libres dans les cavités bronchiques, et » être expectorés (6). »

J'ai rencontré pendant mon internat à l'hôpital de la Pitié, dans le service de mon excellent maître M. Gallard, un exemple de concrétions cartilagineuses des bronches. L'examen histologique ne laisse aucun doute sur la nature de ces concrétions ; je l'ai fait de concert avec mon collègue et ami M. Hénocque, qui a bien voulu dessiner le résultat de nos observations (7).

Observation VII.

Mignot (Julien), âgé de vingt et un ans, maçon, entré le 26 mars 1866, à l'hôpital de la Pitié, salle Saint-Michel, n° 30. Le malade donne sur ses antécédents les renseignements suivants : son père et sa mère sont vivants et en bonne santé ; lui-même ne se

(1) Cayol, *Phthisie trachéale*, doct. Paris, 1810, p. 48.
(2) *Nature et trait. de la phthisie*, p. 289. Paris, 1792.
(3) *Compendium de médecine*, art. Concrétion.
(4) Trousseau et Belloc, *Phthisie laryngée*, p. 34.
(5) *Clinique méd.*, t. IV, p. 217.
(6) *Anat. pathol.*, t. II, p. 492.
(7) *Gazette hebdomadaire*, 1868.

rappelle pas avoir eu de maladies graves, mais, depuis un an, il tousse et a beaucoup maigri. Il y a huit mois, dans un accès de toux, il eut une expuition de sang noirâtre venant à pleine bouche, et, pendant les huit jours qui suivirent, les crachats furent sanglants. Dix jours avant l'entrée, ce malade éprouva un violent frisson avec douleur dans la région sternale et un nouveau crachement de sang pendant un accès de toux. Depuis huit jours, quelques vomissements, constipation.

État actuel. Le malade est très-affaibli, la face est grippée, les yeux sont caves, la langue est humide, blanche; le ventre légèrement ballonné, le pouls à 100 pulsations; membres amaigris, doigts en massue. A l'examen de la poitrine, thorax amaigri, dyspnée; à la percussion, matité en arrière des deux côtés et surtout à droite; à l'auscultation, râles sous-crépitants et retentissement de la voix, à gauche et en arrière; souffle bronchique, retentissement de la voix, augmentation des vibrations thoraciques à droite et en arrière. Les crachats, depuis trois jours ont une odeur rappelant celle des matières stercorales.

Prescription. Lavement purgatif, extrait mou de quinquina, bouillon, potages; quelques jours après: acide phénique, 25 centigrammes; eau distillée, un litre, pour boisson.

Jusqu'au 24 avril, affaiblissement progressif du malade; expectoration très-abondante de crachats conservant les mêmes caractères; la dyspnée s'exagère, amaigrissement et émaciation, pouls filiforme; mort.

Autopsie (trente-six heures après la mort). Thorax: léger épanchement péricardique, pointillé de la séreuse; pas d'altération de l'endocarde. Le poumon gauche est congestionné; adhérences pleurétiques anciennes; le poumon flotte sur l'eau.

Poumon droit: le lobe supérieur est très-congestionné, surtout en arrière; près du sommet, un tubercule crétacé unique, du volume d'un pois; le bord antérieur est sain. Le lobe moyen est congestionné. Le lobe inférieur présente des altérations remarquables: il va au fond de l'eau, la consistance en est ferme, il résiste à la section. Une coupe suivant la hauteur donne: en haut, une surface rouge marbrée de noir; plus bas, la teinte est verdâtre, et, tout à fait en bas, on trouve une cavité irrégulière pouvant loger un œuf de poule, et contenant des détritus grisâtres, à odeur gangréneuse. De nombreux tractus fibreux traversent la cavité qui repose sur le diaphragme, dont elle est séparée par une faible épaisseur de tissu pulmonaire induré. Toute la base du poumon droit est unie à la plèvre diaphragmatique par des adhérences solides. Le tissu induré qui entoure la caverne présente une teinte verdâtre, qui se perd insensiblement à la périphérie. Tout le tissu du lobe est plus ferme qu'à l'état normal, il se laisse très-difficilement déchirer. Nulle part on n'a pu retrouver l'état granuleux de la pneumonie aiguë. Les bronches, à la pression du poumon, laissent suinter un liquide muco-purulent. La muqueuse est rouge. Les bronches sont suivies jusqu'à la caverne, dans laquelle quelques-unes s'ouvrent : elles ont en ce point un diamètre de 2 millimètres. En incisant les bronches, on trouve dans l'épaisseur du lobe, et à un centimètre environ de la paroi de la caverne, trois de ces conduits dilatés et terminés en cul-de-sac. Ces dilatations sacciformes, allongées, ont, à leur terminaison, un diamètre de 6 à 7 millimètres ; elles ne communiquent pas directement avec le foyer gangréneux, mais elles ont leur origine sur des canaux bronchiques qui fournissent des ramifications plus fines que l'on peut suivre jusqu'à ce foyer. Les parois de ces dilatations sont lisses, polies et colorées en rouge ; elles contiennent un liquide sanieux, rouge-vineux, dans lequel on trouve une douzaine de concrétions dures, irrégulières, qui seront décrites.

Les ganglions bronchiques sont hypertrophiés, noirâtres ; les divisions des artères et veines pulmonaires ne présentent pas de coagulation. L'examen de l'abdomen n'a pas présenté de lésions notables.

L'examen des concrétions a été fait alors qu'elles étaient desséchées. Au nombre de douze, elles ont des formes diverses ; mais la plupart ressemblent à des lamelles aplaties, assez irrégulières, allongées, mesurant un centimètre de longueur, de 3 à 5 millimètres de largeur et un demi-millimètre d'épaisseur. D'autres ont

2 millimètres d'épaisseur et semblent formées par deux lamelles de tissu plus dense, séparées par un tissu plus spongieux. Ces dernières, irrégulièrement quadrilatères ou arrondies, présentent 4 à 5 millimètres d'étendue en divers sens. Plusieurs ont une extrémité allongée, effilée, et offrent une surface un peu courbe; les bords sont en général en arc de cercle. Les concrétions les plus minces sont dures, résistantes, et semblent formées par du tissu compacte; les autres sont plus spongieuses et plus fragiles.

La figure suivante représente les principales variétés de ces formes :

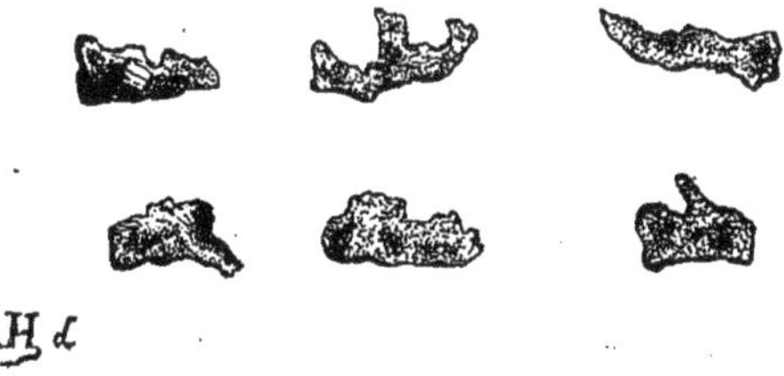

Fig. 1.

Diverses préparations ont été faites avec ces lamelles; quelques-unes s'usaient sur la pierre comme du tissu osseux, d'autres étaient plus élastiques. L'aspect des lamelles fines rappelle celui d'une lamelle osseuse.

Dans une première série de préparations examinées à un faible grossissement, on observe une masse fondamentale translucide, finement grenue, creusée de gros canaux noirâtres, allongés, sinueux, rappelant la forme des canaux de Havers, autour desquels se trouvent de petites cavités assez régulièrement disposées, et qui, par leur forme ovale, allongée et dentelée, présentent le caractère des ostéoplastes.

La figure suivante (fig. 2) montre cette disposition à un

grossissement de 190 diamètres environ. Ce dessin a été calqué à l'aide de la chambre claire (Hartnack, obj. 4).

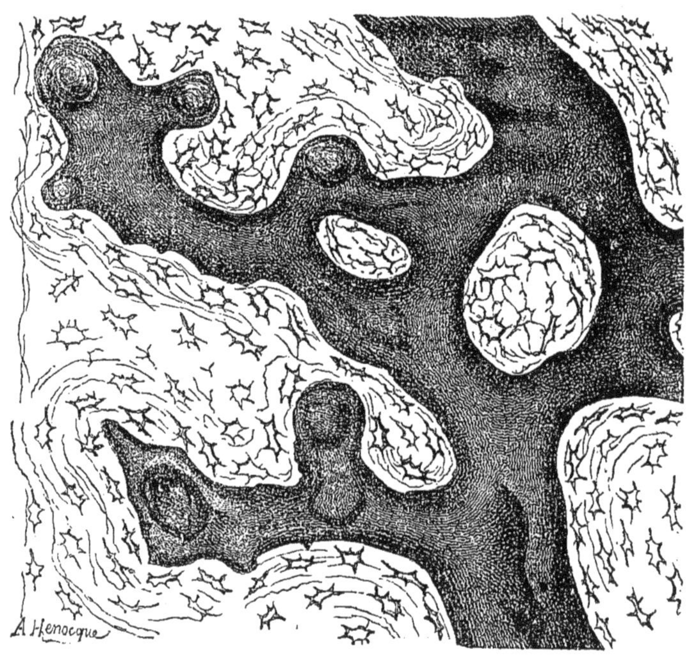

Fig. 2.

On voit que ces préparations représentaient du tissu osseux, creusé de canaux de Havers et de cavités médullaires, avec de nombreux ostéoplastes. D'ailleurs, à un plus fort grossissement, les ostéoplastes apparaissent avec leur aspect tout à fait caractéristique.

La figure 3 représente plusieurs ostéoplastes, avec leurs canalicules, dessinés à la chambre claire (Hartnack, obj. 8, 800 diamètres environ).

Une seconde série de préparations nous a montré des plaques formées par une substance fondamentale translucide, grenue ou pointillée par places, et parsemée d'une grande quantité d'éléments irréguliers, dont la nature, au premier abord, n'est pas nettement déterminée. Ils se présentent sous forme de taches noirâtres, le plus souvent à bords déchiquetés ; d'autres ovoïdes, plus ou moins allongées, quelquefois plus pâles, mais alors régulières, pré-

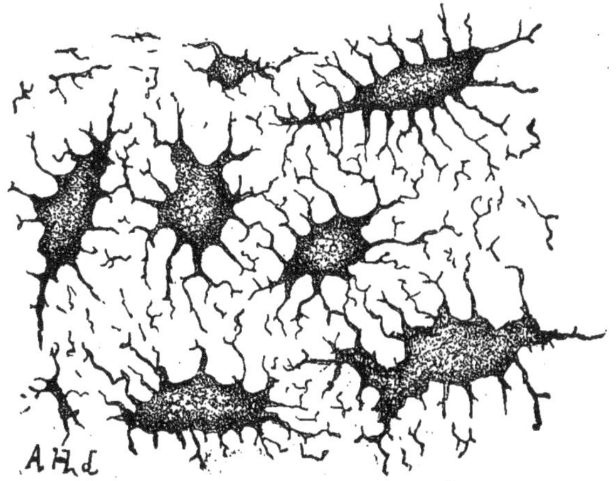

Fig. 3.

sentent un aspect grossièrement granulé. Un examen attentif montre que ces éléments sont constitués par des chondroplastes infiltrés de sels calcaires, comme on les trouve dans le tissu ostéoïde. D'ailleurs, l'épreuve de ces mêmes préparations à l'aide de l'acide chlorhydrique, montre encore très-nettement les chondroplastes, après une effervescence et le dégagement de bulles de gaz. Après l'action de cet acide, on trouve une grande quantité de chondroplastes en voie de segmentation, et, en outre, des cavités vides, plus ou moins régulières. Ces dernières préparations étaient donc constituées par du tissu ostéoïde (planche, fig. 4, 5 et 6).

Nous avons recherché si les cartilages bronchiques, voisins des dilatations et dans les dilatations, présentaient des altérations. Ils étaient durs, résistants, criant sous le scalpel, et, à l'examen histologique, on voyait, dans le tissu fondamental, une incrustation de sels calcaires, plus ou moins prononcée par places, et dans les chondroplastes une infiltration grenue de sels calcaires. L'examen à l'aide de l'éther, de la benzine et enfin de l'acide chlorhydrique, nous a prouvé l'existence de ces sels calcaires.

En résumé, cet examen nous a fait reconnaître l'existence, au centre de trois dilatations bronchiques, de concrétions libres et formées par du tissu osseux ou du tissu cartilagineux, et par du tissu ostéoïde. Il reste à déterminer l'origine et le mode de formation de ces concrétions.

On ne confondra pas les concrétions que nous venons d'examiner avec l'ossification du tissu conjonctif du poumon; l'examen microscopique permettra d'éviter l'erreur. Si des portions de tissu conjonctif ossifié s'étaient détachées, on eût trouvé à l'examen histologique non pas des chondroplastes, mais un tissu ayant les caractères des diverses phases de l'ossification du tissu conjonctif; l'acide chlorhydrique eût mis en évidence la formation aux dépens de ce tissu. Ici, au contraire, on a pu retrouver les signes de formation aux dépens du tissu cartilagineux. D'ailleurs, à côté des concrétions ossifiées, on en trouvait d'autres ayant conservé les caractères du cartilage plus ou moins incrusté de calcaires.

Foerster a signalé un cas d'enchondromes très-petits situés dans le poumon et qui, comme structure, se rapprocheraient de la description que nous avons donnée du tissu ostéoïde. Mais, outre que ce fait ne nous paraît pas suffisamment détaillé, ces productions n'étaient pas libres dans les bronches, et nous ne pensons pas que l'on puisse invoquer une origine analogue pour les concrétions examinées par nous.

Nous sommes donc amené directement à chercher l'origine de ces concrétions dans le tissu cartilagineux normal des bronches, mais nous devons rechercher quelle a été la marche des altérations subies par les cartilages pour arriver à former des concrétions libres.

Nous avons vu que les cartilages s'hypertrophient et s'ossifient sous l'influence de l'inflammation. Dans notre observation, la pneumonie chronique, cause probable de la dilatation des bronches (1), aurait déterminé l'hypertrophie [des cartilages bronchiques et le dépôt de sels calcaires dans le tissu cartilagineux. On retrouvait, nous l'avons vu, la calcification dans des cartilages situés à quelque distance des dilatations. La calcification et la transformation en tissu osseux auraient été plus prononcées au niveau des dilatations, et les anneaux cartilagineux hypertrophiés, calcifiés, ossifiés, auraient ulcéré la muqueuse amincie et, se détachant, seraient restés libres dans les dilatations, en même temps que les parois se cicatrisaient et conservaient un aspect lisse. Nous croyons même que, pour préciser le moment de la chute des cartilages, on peut tenir grand compte du foyer gangréneux, qui peut-être siégeait dans une bronche dilatée, et qui, par l'inflammation de tout le tissu pulmonaire voisin, a dû exagérer les lésions des bronches voisines, le dépôt des sels calcaires et la chute des cartilages.

3° *Concrétions formées dans le calibre des bronches.*

Avant Laennec, la plupart des auteurs expliquaient la formation des concrétions pulmonaires par l'introduction de poussières dans les voies respiratoires, chez les indi-

(1) Barth, *Mém. Soc. méd. d'observation.*

vidus exerçant certaines professions, les tailleurs de pierre, par exemple. M. Gubler croit à la possibilité de cette origine (1). Il est vrai qu'il se dépose dans le poumon des aiguiseurs des granulations composées de silice, de fer et de phosphate de chaux, mais ces granulations siégent dans le parenchyme même et non dans les cavités bronchiques (2). Morgagni admet plus volontiers l'endurcissement « d'une humeur trop épaisse ou de pus, retenus longtemps dans les cellules pulmonaires », et il ajoute : « je sais positivement que cela a eu lieu dans les ramifications des bronches ». Un peu plus loin, il raconte qu'un malade a craché un calcul, « qui, né dans les extrémités des petites bronches et des prolongements de la trachée-artère, avait la forme du lieu qu'il occupait et était oblong, cylindrique, mince et couvert par intervalles de petits rameaux ». Dodonée *apud* Schenck (3). Le mucus altéré et longtemps retenu dans une cavité peut donner naissance à des concrétions, comme cela a lieu dans le réservoir urinaire ou la vésicule de la bile. C'est ainsi que M. Gubler explique un fait qu'il a observé; le mucus concrété sert de noyau et s'infiltre ensuite de sels calcaires. Cette formation aux dépens du mucus concret, du pus d'abord converti en masse caséeuse, puis infiltré de calcaires, est admise par Foerster et Rokitansky. Ch. Hüter trouva dans le lobe supérieur droit d'un enfant à terme, mort à la suite d'une version, une masse calcaire au volume d'un petit pois, blanche, qui tomba d'elle-même en laissant une caverne à parois calcifiées. Le foie, une capsule surrénale, le placenta étaient incrustés de calcaire (carbonate de

(1) *Bulletins de la Soc. des hôp.*, 1865.
(2) *Dict. encyclop. des sc. méd.*, 1865.
(3) Morgagni, Lettre xve, vol. II, p. 450 et 462; traduction Desormeaux.

chaux, cholestérine). L'auteur rattache ces lésions à la métastase calcaire de Virchow (1).

M. Barth n'a jamais vu de calculs dans les dilatations bronchiques (2); les auteurs allemands que nous venons de citer en ont rencontré. Si l'on peut confondre une dilatation bronchique avec une caverne, encore faut-il qu'il y ait des tubercules dans le poumon, et dans nos observations il n'y en a pas. Les concrétions peuvent-elles se former dans les cavernes? Cette question, posée par Andral, n'a pas encore été résolue par un fait; mais on conçoit que le mucus se concrète dans une caverne, comme dans une bronche dilatée; et de même qu'une caverne peut se produire autour d'un tubercule calcifié, de même, la caverne étant formée, le calcul pourrait s'y développer ensuite; on distinguerait ces deux cas par l'analyse de la concrétion.

Le livre de Laennec renferme une note de M. Andral, dans laquelle il est question de calculs probablement formés dans les bronches : « Dans les poumons d'un homme de soixante ans, qui n'avait jamais présenté aucun signe d'affection de poitrine, j'ai trouvé plusieurs calculs, d'une dureté pierreuse, et offrant plusieurs embranchements comme en offrent souvent les calculs rénaux. Ces calculs étaient probablement nés dans les ramifications bronchiques; le parenchyme était partout très-sain (3). »

M. Guibout a présenté à la Société médicale des hôpitaux un calcul qui aurait aussi cette origine.

(1) Ch. Hüter, *Deutsche Klinik*, 1857, p. 61.
(2) *Bull. Soc. méd. des hôp.*, 1865.
(3) Laennec, t. II, p. 311.

Observation VIII (1).

Ce calcul, rameux, très-dur, pèse 47 centigrammes; il présente dix ou douze prolongements ou radicules (qui s'enfonçaient dans les tuyaux bronchiques?), de sorte que, d'après sa contexture même, il se trouvait enchevêtré au milieu de plusieurs cavités bronchiques dans lesquelles il était logé. A l'aspect seul de ce calcul, à son volume considérable, et surtout aux rameaux divergents dont il est hérissé, vous comprendrez les accidents dont il a été la cause, et l'extrême difficulté avec laquelle il a été rendu.

Le nommé Raimbault, demeurant à Paris, âgé de trente-quatre ans environ, eut une *pneumonie* il y a cinq ou six ans. Depuis lors, il garda une toux en quelque sorte permanente, et en même temps une gêne allant jusqu'à la douleur, et siégeant profondément dans la poitrine entre l'épigastre et le sein droit.

Depuis deux ans que je donne des soins à cet homme, j'ai eu à combattre non-seulement la toux, mais de véritables vomiques pulmonaires se reproduisant à intervalles plus ou moins éloignés, et survenant tous les deux ou trois mois, quelquefois même tous les mois. Ces vomiques s'annonçaient par une augmentation de la gêne et de la douleur dont j'ai parlé, et aussi par une fréquence plus grande de la toux; elles consistaient en une masse de pus, assez bien lié, fétide, et dont la quantité pouvait être évaluée de un à deux grands verres.

Quand ces vomiques avaient lieu, le malade était obligé de quitter ses occupations et de se mettre au lit; il avait toujours alors une fièvre intense et un grand sentiment de malaise qui duraient ordinairement de huit à quinze jours, après quoi il se remettait à son travail. L'examen de la poitrine ne m'a jamais rien appris sur le siége et l'étendue des désordres pulmonaires. Ainsi de matité ou de submatité, nulle part, partout murmure vésiculaire pur ou à peu près pur, particulièrement dans les régions sous-claviculaires, et dans les fosses sus- et sous-épineuses.

(1) *Bull. et Mém. de la Soc. des hôp. de Paris*, 1865, p. 6.

Au point où le malade indiquait sa douleur habituelle, il n'était pas possible non plus de percevoir aucun bruit anormal ; il fallait donc admettre que la lésion était tout à fait centrale.

La dernière vomique eut lieu au commencement de novembre 1864 ; les accidents qui l'accompagnèrent furent assez sérieux pour me donner des craintes sur la vie du malade ; aussi se rétablit-il plus lentement et plus difficilement ; cependant après un séjour au lit de quinze jours au moins, il avait pu sortir. Une quinzaine de jours s'écoulèrent sans rien à noter qu'une grande faiblesse et de la persistance de la gêne et de la toux.

Dans les premiers jours de décembre, une hémoptysie assez abondante eut lieu, et le malade, au milieu du sang qu'il vomissait, entendit parfaitement tomber dans sa cuvette un corps dur dont le cliquetis sonore et métallique appela son attention. C'était le calcul qui venait d'être rendu, et qui me fut présenté quelques instants après. Au bout de deux ou trois jours, le malade était sur pied ; il se sentait, disait-il, débarrassé de sa gêne et de sa douleur ; la respiration se faisait avec beaucoup plus de liberté et d'ampleur, et la toux avait disparu. Il avait le sentiment de sa guérison, et il l'exprimait avec une satisfaction et un épanouissement que je ne lui avais jamais vus. Depuis lors, c'est-à-dire depuis six semaines, ni la toux, ni la gêne, ni la douleur, ne sont revenus ; l'appétit est excellent, la fraîcheur du teint a reparu, et l'embonpoint a fait de notables progrès.

Le malade n'a pas une de ces professions dans lesquelles on respire une atmosphère pulvérulente ; il n'a jamais avalé de corps étranger. On ne constate aucun signe de phthisie ; d'ailleurs le calcul n'a pas l'aspect des masses tuberculeuses crétacées ; il est compacte, dur ; mais il ne ressemble point au tissu osseux ou cartilagineux. M. Guibout conclut en ces termes : « Ce calcul a été formé primitivement et de toutes pièces dans une cavité bronchique dilatée et suppurante ; de là, il a successivement et à mesure qu'il se développait davantage, poussé des prolongements dans les bronches voisines, jusqu'au moment où, après avoir progressivement élargi, usé ou détruit les tubes bronchiques qui le retenaient, il a pu être rejeté au dehors par les efforts de l'expuition. » Nous admettons cette explication, mais nous ferons encore une fois remarquer l'absence d'analyse chimique et d'examen microscopique.

Voici l'observation de M. Gubler à laquelle nous avons fait allusion au commencement de ce chapitre :

Observation IX (1).

Le malade, mouleur en cuivre, succomba après avoir présenté tous les signes de la phthisie tuberculeuse : souffle et râles caverneux, surtout à la base du poumon droit, fièvre hectique, etc. A l'autopsie, tous les caractères de la pneumonie chronique avec ulcérations. Une des cavernes contenait une concrétion solide d'une forme irrégulière ; c'était un calcul composé de carbonate et de phosphate terreux, dont les particules étaient cimentées par la matière animale. Pas de traces de tuberculisation.

Il faut bien ici admettre, avec M. Gubler, une concrétion formée aux dépens du mucus altéré et infiltré de calcaires, et si elle a pris naissance dans la caverne, il faut reconnaître que cette dernière communiquait avec les tuyaux bronchiques.

Lors de la discussion qui eut lieu à la Société médicale des hôpitaux, M. Vidal a rappelé un fait analogue au précédent, qu'il avait présenté en 1853 à la Société anatomique.

(1) Charcot, *Agrég.méd.* 1860, p. 32, note de Gubler.

Observation X (1).

Un homme arrive à la Maison de santé offrant un souffle tubaire à gauche avec hémoptysie, craquements humides. L'autopsie ne révéla aucun tubercule. Les bronches étaient dilatées, l'une d'elles contenant une petite masse crétacée qui était manifestement rameuse. Alentour, la muqueuse était ulcérée, mais le tuyau bronchique n'était pas perforé.

Le parenchyme pulmonaire était induré tout autour du point occupé par la dilatation bronchique. Il y avait en outre quelques points apoplectiques et un épanchement purulent dans la plèvre droite.

On voit que la concrétion siégeait bien dans une bronche dilatée, et sa forme rameuse ne laisse aucun doute sur son origine.

Nous avons trouvé dans la thèse de M. Leclère une observation très-complète de concrétions bronchiques ayant déterminé une perforation de la plèvre; nous la rapportons dans tous ses détails.

Observation XI. — *Corps étrangers des bronches; pneumonie terminée par suppuration; perforation de la plèvre; hydro-pneumo-thorax. Mort* (2).

La nommée D... (Marie), âgée de vingt ans, domestique, entre le 24 août 1862, à l'Hôtel-Dieu, salle Saint-Landry, n° 20.

Elle est depuis six semaines à Paris. Elle n'a jamais fait de maladie grave; elle se portait toujours bien et s'enrhumait rarement Pas de signes de tubercules, jamais d'hémoptysie, pas de toux habituelle, pas de sueurs la nuit. Constitution robuste, et apparence

(1) *Bull. Soc. anat.*, t. XXVIII, p. 88, et *Bull. Soc. méd. hôp.*, 1865, p. 9.
(2) Leclère, *Thèse de doct.* Paris, 1863, p. 24.

de vigueur et de santé. Le 22 août au soir, sans cause connue, sans aucun prodrome, elle est prise tout d'un coup d'une douleur dans le côté gauche, avec frisson et fièvre. A partir de ce moment, elle ressent des douleurs très-vives dans le côté, quand elle essaye de tousser ou de cracher.

Le 24, elle est amenée à l'hôpital : fièvre vive, pouls à 120, peau très-chaude, injection de la face, dyspnée, douleur dans le côté gauche au niveau du sein ; matité et souffle en arrière, dans un espace assez limité, vers le tiers moyen de la hauteur du poumon ; à la base et sur le côté du thorax, on trouve quelques râles crépitants fins. Saignée de deux palettes ; julep gommeux ; diète. — Même état le 25 et le 26. La matité a légèrement augmenté en arrière ; les phénomènes stéthoscopiques sont les mêmes (julep gommeux avec tartre stibié 0,20 ; gomme sucrée ; bouillon). Elle supporte bien sa potion ; pas de vomissements ; pas de selles.

Le 27, la dyspnée est très-grande, la matité a un peu augmenté en arrière, et l'on entend le souffle bronchique dans une plus grande étendue. Dans la nuit, elle a des douleurs très-vives dans le côté, la dyspnée augmente, et elle a, vers minuit, un accès d'étouffement. Elle est alors prise d'une toux très-violente, et elle rend, dans les efforts de toux, de la sérosité mêlée de crachats purulents.

Le 28, à la visite, le pouls est petit, à 140 ; la respiration est très-fréquente ; la face est cyanosée. A la percussion de la poitrine, on trouve en arrière du côté gauche, de la résonnance tympanique dans les trois quarts supérieurs du thorax ; en bas, il y a de la matité ; souffle amphorique vers la partie moyenne, absence de bruit respiratoire dans le reste du poumon. — On entend, au niveau du souffle amphorique, un tintement métallique des plus manifestes, qui a son maximum en ce point ; on le retrouve, mais moins fort, en arrière et en haut, ainsi que dans l'aisselle et en avant. Il n'y a plus de doute à avoir : il s'est fait, pendant la nuit, une perforation de la plèvre, et nous nous trouvons maintenant en présence d'un hydro-pneumothorax.

Le 29, dyspnée très-forte ; la malade est obligée de rester couchée sur le côté gauche, sous peine d'étouffer. En avant, à la percussion, on trouve de la résonnance tympanique; on n'entend pas le murmure respiratoire. En arrière, résonnance en haut, matité en bas; toujours souffle amphorique vers la partie moyenne; le tintement métallique s'entend mais moins bien qu'hier; la bulle manque souvent, excepté lorsque la malade parle ou tousse, et alors on l'a d'une manière manifeste. 136 pulsations ; 56 respirations. — Julep gommeux; teinture digitale; bordeaux; 5 centigr. d'opium.

Le 30, cyanose très-prononcée, visage un peu bouffi; toujours couchée sur e côté gauche. 160 pulsations; 56 respirations. On retrouve le tintement métallique, mais avec des intermittences. Elle succombe le soir à cinq heures.

Autopsie quarante heures après la mort. — Le cadavre ne présente rien de notable à l'extérieur. On dissèque la peau et les muscles pectoraux du côté gauche, on y verse de l'eau, et l'on fait une ponction dans le quatrième espace intercostal; on constate l'issue de gaz non fétides. A l'ouverture de la poitrine, la plèvre du côté gauche renferme environ deux litres de liquide louche, sanguinolent, épais; la plèvre pariétale est tapissée d'une couche de fausses membranes jaunâtres, épaisses et assez résistantes. Le poumon est flasque, déprimé, collé contre la colonne vertébrale et adhérent par son bord antérieur, en haut, à la plèvre pariétale. La plèvre viscérale est aussi tapissée de fausses membranes; les différents lobes du poumon sont réunis par cette fausse membrane qui dissimule les intersections lobaires. A la partie inférieure, sur le bord tranchant de la base du poumon, on trouve une ouverture arrondie, déprimée, de la dimension d'une lentille, entourée d'un bourrelet un peu saillant, et d'une couleur plus foncée que le reste du tissu pulmonaire. On insuffle le poumon sous l'eau, l'air s'échappe à grosses bulles par l'orifice de la fistule.

Le poumon étant détaché, on incise la bronche qui se dirige vers la partie inférieure du lobe ; on trouve dans son intérieur du mucus épais, spumeux; la muqueuse est rouge, injectée, mais on ne trouve rien de plus dans la première partie de la hauteur de la bronche. Vers la partie moyenne du lobe inférieur, à l'endroit où la bronche, que nous suivons, se divise en des conduits plus petits, on trouve une dilatation pouvant contenir une petite noisette. A l'intérieur, flottant dans le liquide, est un corps étranger du volume d'un gros pois.

Cette portion de bronche dilatée a des parois très-minces, ramollies, du mucus épais et abondant les recouvre ; en enlevant ces mucosités, on trouve la paroi bronchique déchirée et une ouverture qui pénètre dans le tissu pulmonaire ; à 1 ou 2 centimètres, en poursuivant la dissection, on tombe dans un foyer purulent en partie évacué, pouvant contenir une noix. Nous rencontrons là, au milieu du pus, un deuxième corps étranger, analogue au précédent. Un conduit fistuleux partant de ce foyer conduit à un autre abcès un peu moins volumineux, mais situé plus superficiellement et tout à fait à la base du poumon. C'est avec cet abcès que communique la perforation de la plèvre que nous avons vue à l'extérieur ; la communication est presque directe, il n'existe pour ainsi dire pas de trajet fistuleux, ce dernier foyer étant situé presque sous la plèvre.

La première concrétion trouvée dans la bronche dilatée est cupuliforme, longue de 6 millimètres, large de 4 millimètres. Elle est évasée par le haut, creusée d'une petite cavité. Sa couleur est un blanc grisâtre à l'extérieur ; l'intérieur renferme une substance ayant l'aspect et la consistance du mastic de vitrier. Dure et résistante à la pression, cette petite masse s'est pourtant brisée sous un effort peu considérable, et elle s'est réduite en fragments sur lesquels on distinguait une cassure assez nette, une portion corticale plus lisse et une portion interne un peu raboteuse.

La seconde concrétion est allongée, irrégulièrement ovoïde, et bosselée. Elle n'est pas creusée d'une cavité ; sa longueur est de 7 millimètres. La composition est la même que celle de la précédente.

L'examen microscopique, fait par M. Laboulbène, a montré : 1° pour la partie dure ou enveloppante, une matière entièrement amorphe, dépourvue de fibres, de noyaux ou d'ostéoplastes. Ayant ajouté une goutte d'acide chlorhydrique à la préparation, il s'est dégagé immédiatement un grand nombre de petites bulles gazeuses, et la préparation a pâli et jauni. Ces recherches, continuées sur divers points, ont toujours donné un résultat identique. M. Robin est arrivé de son côté à une conclusion analogue. 2° La partie molle interne a offert une grande quantité de granulations moléculaires, de globules purulents (leucocytes à noyaux par l'addition d'acide acétique) et des petits cristaux aiguillés, nombreux, parfois entrecroisés, formés très-probablement de phosphate de chaux.

Pour MM. Laboulbène et Robin, ces concrétions sont formées d'une trame organique amorphe, revêtue ou encroûtée de sels calcaires.

L'examen chimique a été fait par M. Berthelot; voici la note qu'il a bien voulu nous communiquer : La concrétion est formée de phosphate de chaux principalement; de carbonate de chaux et de matière animale.

Nous ne croyons point devoir imiter la réserve M. Leclère, qui ne veut pas se prononcer sur la nature de ces concrétions. Elles ne sont pas d'origine tuberculeuse. L'examen microscopique démontre l'absence d'ostéoplastes, de tissu organisé, et fait reconnaître la présence de leucocytes. Évidemment, du mucus ou du pus concret a servi de noyau, puis le phosphate et le carbonate de chaux se sont déposés pour former les concrétions. L'une d'elles se trouvait dans une bronche dilatée, tandis que l'autre, déchirant la paroi bronchique, avait déterminé une pneumonie dans le parenchyme voisin et une perforation pulmonaire consécutive.

Les concrétions nées dans les bronches ont habituellement une forme caractéristique qu'elles empruntent à la cavité dans laquelle elles se sont développées; elles sont rameuses, arborescentes, avec des embranchements comme les calculs rénaux. Dans la dernière observation, l'une était cupuliforme et l'autre irrégulière. Leur poids peut atteindre 47 centigrammes. Quelques-unes ont une dureté pierreuse, d'autres se brisent facilement. La couleur est d'un blanc grisâtre. Le calcul étudié par MM. Robin et Laboulbène présentait deux substances distinctes, l'une centrale composée de leucocytes, l'autre périphérique essentiellement calcaire. Comme les concrétions tuberculeuses, elles sont formées de phosphate et de carbonate de chaux avec de la matière organique. Le diagnostic s'aidera surtout de la forme, de la structure apparente ; la partie centrale serait ici peu consistante, tandis que le tubercule se calcifie en commençant par le centre.

CHAPITRE II

SYMPTOMES ET DIAGNOSTIC.

Il peut se faire que les concrétions bronchiques ne soient point soupçonnées pendant la vie, chez les phthisiques (Observ. I), comme chez les individus qui ne présentent aucun signe de tuberculisation (Laennec, t. II, p. 311). Lorsqu'on les rencontre en même temps que les tubercules pulmonaires ou bronchiques, les symptômes que l'on observe alors ne sauraient leur être rapportés (1) ; et même quand ces calculs existent indépendamment de l'autre affection, on verra que les signes ne diffèrent point de ceux que l'on trouve habituellement dans la phthisie.

(1) Besnier, *Bull. Soc. des hôp.*, 1865.

Le malade pendant un temps plus ou moins long est tourmenté par une toux d'abord sèche, puis accompagnée de crachats muqueux (observ. III et IV), ou muco-purulents (observ. XI) ; ou bien à la suite d'une quinte de toux, une vomique purulente vient diminuer la gêne de la respiration (observ. VIII). Bientôt apparaissent des sueurs profuses (observ. III), le sujet maigrit; la dyspnée augmente le malaise, et se complique de douleur à l'épigastre ou dans le côté (observ. XI). La dyspnée peut venir par accès. Aussi Cullen faisait-il des concrétions une cause fréquente de l'asthme (1). Quant à la douleur, elle est rarement suffocante et aussi lancinante que le disait J. Frank (2), à moins qu'il ne se déclare une complication, une perforation de la plèvre, par exemple. Morton attribuait cette douleur aiguë aux aspérités des calculs; quand ils étaient polis, la toux n'amenait aucun crachat et la douleur se changeait en pesanteur (3). Morgagni démontre que ces assertions ne sont pas fondées ; et l'on sait aujourd'hui que la douleur résulte non de la présence du calcul, mais des accidents qu'il peut déterminer. L'hémoptysie se rencontre dans quelques cas de concrétions bronchiques non compliqués de tubercules (observ. IV et X) ; plus ou moins abondante, elle survient après les efforts de la toux, peut revenir plusieurs fois en peu de temps et affaiblir le malade. L'exploration physique elle-même trompe le médecin. Si parfois elle donne un résultat négatif, dans d'autres cas elle fournit des signes assez précis. Dans l'observation IV, Forget constate de la submatité et des râles muqueux sous la clavicule droite. Dans

(1) Cullen, *Méd. prat.*, trad. Bosquillon, t. II, p. 373.
(2) J. Frank, trad. Bayle, t. IV, p. 259.
(3) Morton, *Opera medica*, Genève, 1727, p. 101.

l'observation V, on note la submatité et des craquements humides; ou bien des râles caverneux et du souffle bronchique (observ. IX), ou tubaire (observ. X). Si l'on veut songer aux accidents déterminés par les concrétions bronchiques, on verra quelle confiance il faut accorder à ces symptômes comme signes de concrétions. L'état général du malade justifie assez bien le nom de phthisie calculeuse; l'émaciation fait des progrès, sueurs nocturnes; le pouls est faible et fréquent; la toux devient continue. Pendant un accès, le malade peut rendre une concrétion; dès lors la santé s'améliore, les signes physiques s'atténuent, la respiration est plus libre, la dyspnée disparaît et la guérison survient.

Ou bien, le malade meurt avec tous les signes de la phthisie tuberculeuse, et l'autopsie révèle les lésions de la pneumonie chronique ou de la dilatation des bronches. La mort peut enfin être la suite d'une perforation de la plèvre et du pneumothorax consécutif; les observations III et XI en sont des exemples.

Le seul signe sur lequel s'appuie le diagnostic, est l'expectoration d'une concrétion dont l'examen complet, histologique et chimique indiquera l'origine. La maladie sera ordinairement modifiée dans sa marche; parfois une amélioration notable a suivi l'expulsion de tubercules crétacés (1). Si le malade ne rend aucun calcul, on reconnaîtra bien une pneumonie, une phthisie ou une dilatation des bronches; on croira peut-être à une tuberculisation qui n'existe pas, mais il sera impossible de faire le diagnostic de la concrétion bronchique.

Dans le cas suivant, le diagnostic est très-contestable,

(1) Forget, *Gazette méd. de Strasb.*, 1855, p. 18.

parce qu'on ne peut invoquer à l'appui l'analyse de la concrétion.

Observation XII (1).

M. Barth a eu l'occasion d'observer chez une dame un cas de bronchite très-opiniâtre, assez grave, sans que l'auscultation pût fournir les signes d'une affection tuberculeuse. A une certaine période de la maladie, il survint une expectoration considérable, et, un matin, la malade lança sur le parquet une concrétion du volume d'un grain de raisin; une seconde fut évacuée un peu plus tard. A la suite de cet incident, il survint une amélioration prononcée, et en définitive une guérison durable. Dans les cas de ce genre, on a très-vraisemblablement affaire, d'après M. Barth, à des ganglions bronchiques indurés qui ulcèrent les bronches et les pénètrent de dehors en dedans.

Des calculs se forment dans les ventricules du larynx et peuvent donner lieu à des accès de suffocation. Pravaz en cite un exemple (2). Mais la douleur siégeait au larynx, la déglutition était difficile, la voix éteinte; le doigt porté sur la partie supérieure du larynx y découvrait une petite tumeur circonscrite et douloureuse; le malade cracha sans efforts deux pierres de la grosseur d'un pois chiche, et les accidents se calmèrent. On ne confondrait donc point ces calculs avec les concrétions des bronches qui déterminent des accidents différents.

Si une concrétion se développe dans les fosses nasales, l'erreur est encore plus facile à éviter; le plus souvent le noyau est formé par un corps étranger, et les symptômes n'ont rien de commun avec ceux que produisent les con-

(1) *Bull. Soc. méd. des hôp.*, 1865, p. 9.

(2) Pravaz, *Doct.*, 1824. — Trousseau et Belloc, p. 62.

crétions bronchiques. Enfin, il n'a point été question des corps étrangers venus du dehors; les antécédents permettent d'éviter l'erreur, et si quelques-uns peuvent se recouvrir de calcaire, on reconnaîtra toujours leur origine si l'on veut les étudier avec soin.

FIN.

Fig. 4.

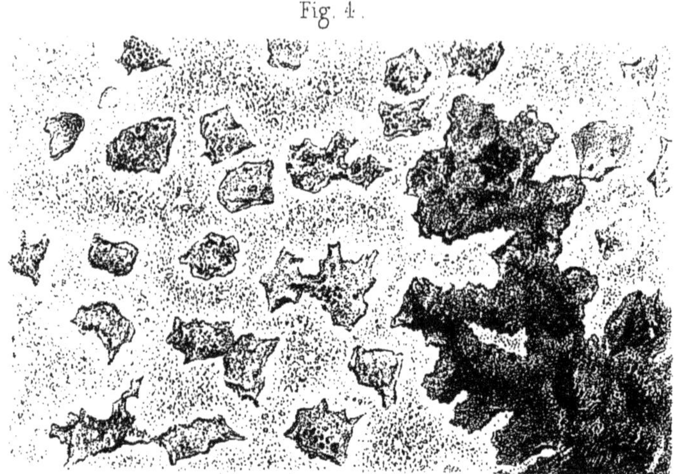

Fig. 5.

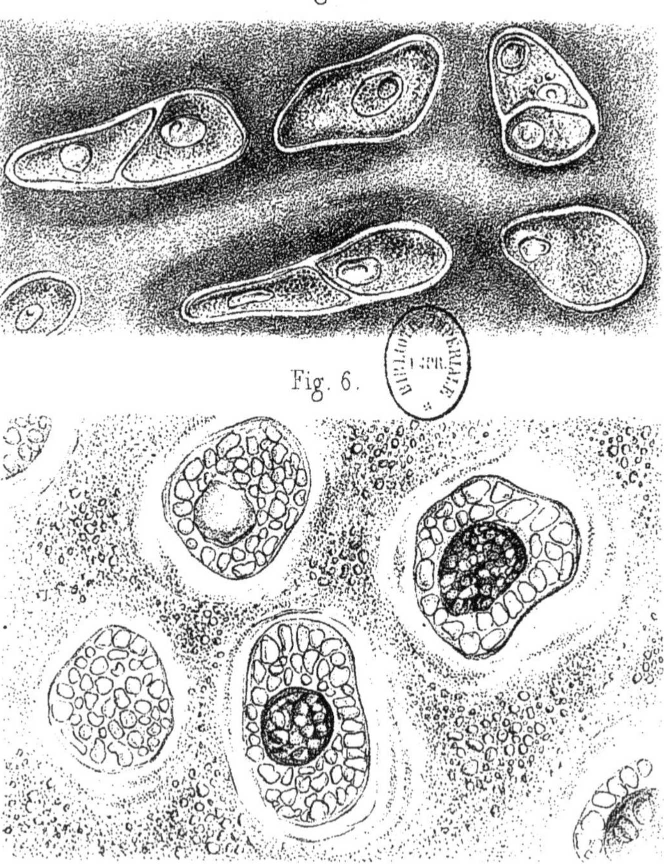

Fig. 6.

A. Hénocque del. Imp. Becquet. Arnoul lith.

EXPLICATION DE LA PLANCHE.

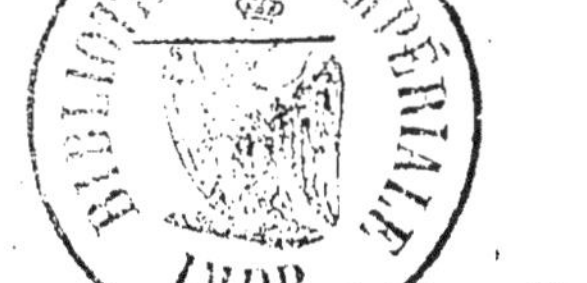

Fig. 4. — Tissu ostéoïde; infiltration calcaire du cartilage (p. 29).

Fig. 5. — Cellules du cartilage mises à découvert sur la préparation (fig. 4) par l'action de l'acide chlorhydrique.

Fig. 6. — Chondroplastes infiltrés de calcaire, dans les cartilages des dilatations bronchiques et des bronches voisines (p. 30).

Paris. — Imprimerie de E. Martinet, rue Mignon, 2.

www.ingramcontent.com/pod-product-compliance
Ingram Content Group UK Ltd.
Pitfield, Milton Keynes, MK11 3LW, UK
UKHW020405220726
13923UKWH00004B/1757

9 782019 286781